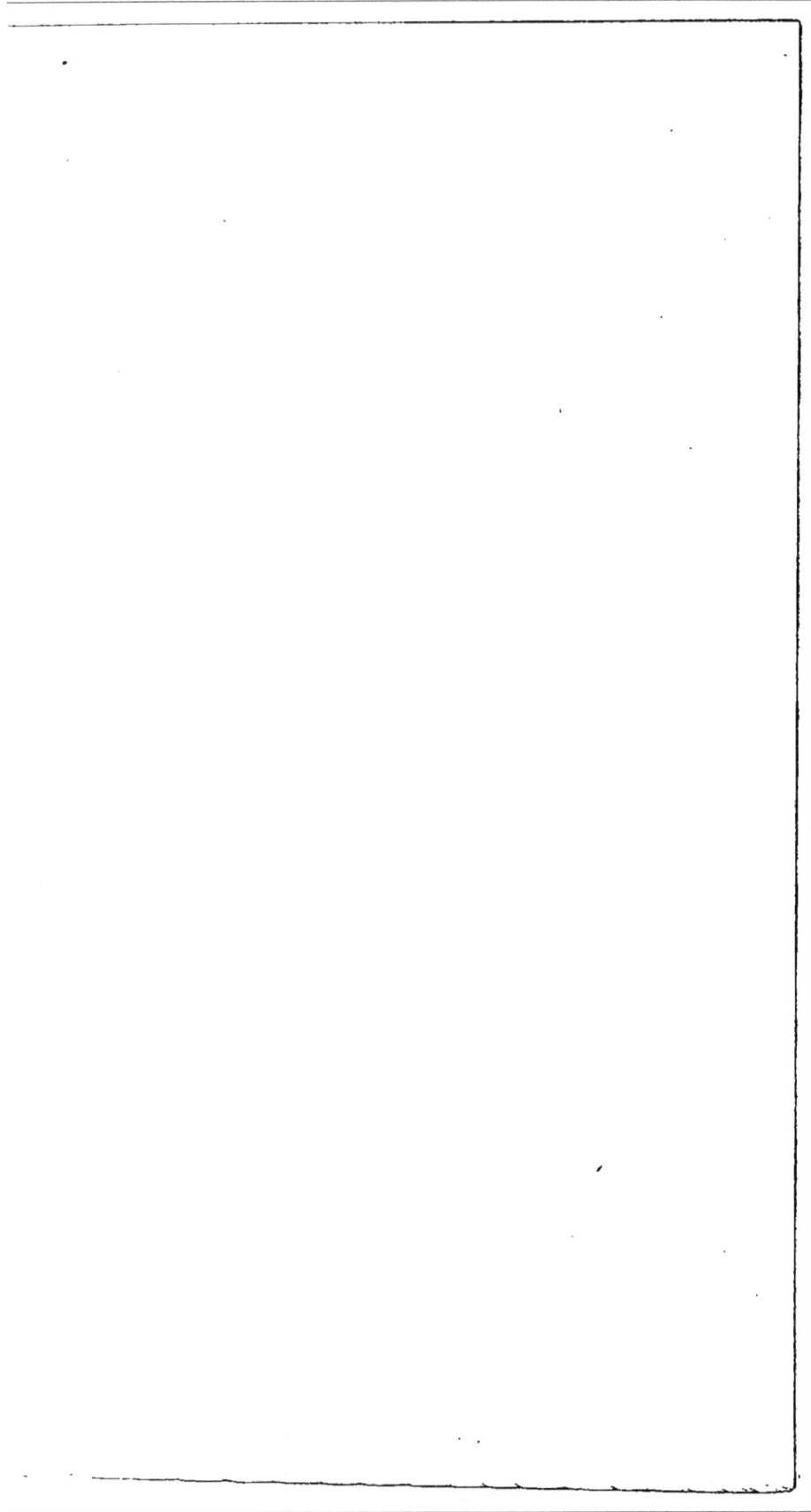

NOTICE

SUR

M. l'abbé LETAVERNIER (François-Julien)

CURÉ DE COLONARD

(CANTON DE NOCÉ, Orne)

PAR

UN DE SES PAROISSIENS

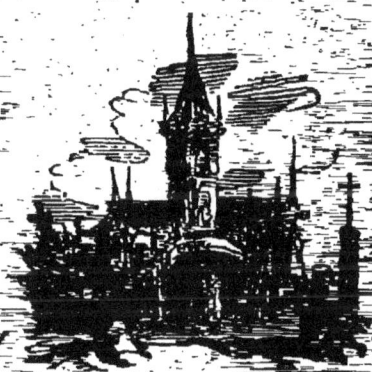

ALENÇON

E. DE BROISE, Imprimeur & Lithographe,

PLACE D'ARMES

1876

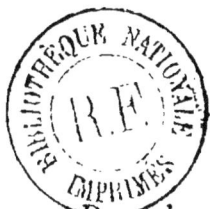

Par la propagation de cet Opuscule, l'auteur se propose un double but :

Le premier, est de faire connaître la vie et les œuvres d'un prêtre selon le cœur de Dieu.

Le second, est d'employer le produit de la vente de cette courte Notice pour l'érection d'un monument à la mémoire de ce digne et regretté pasteur.

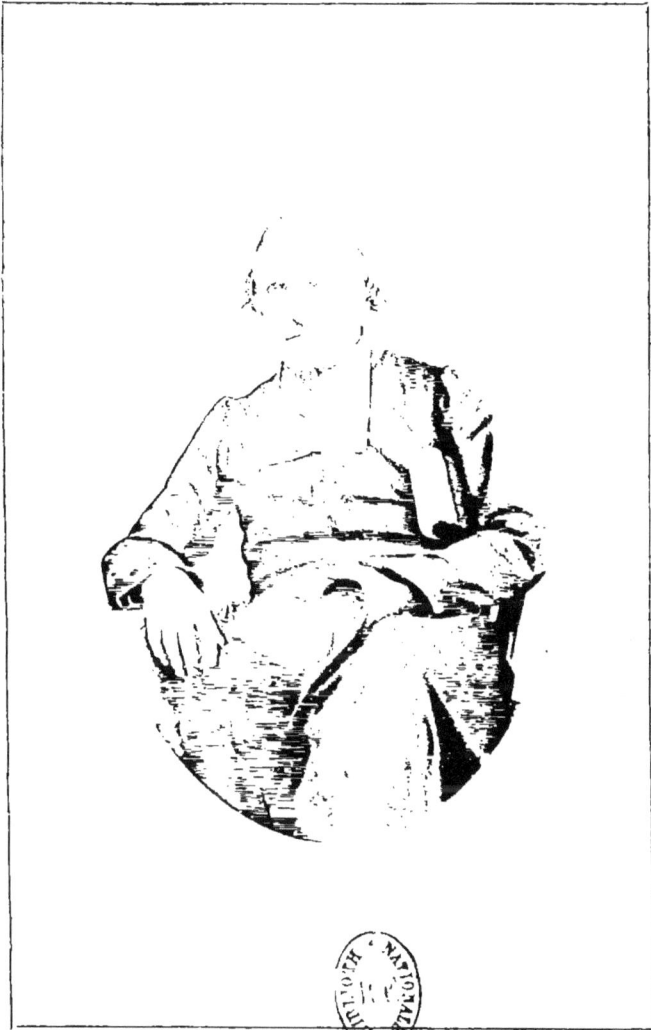

PORTRAIT DE M. LETAVERNIER

CURÉ DE COLONARD

Photographie A. VEILLON, Alençon.

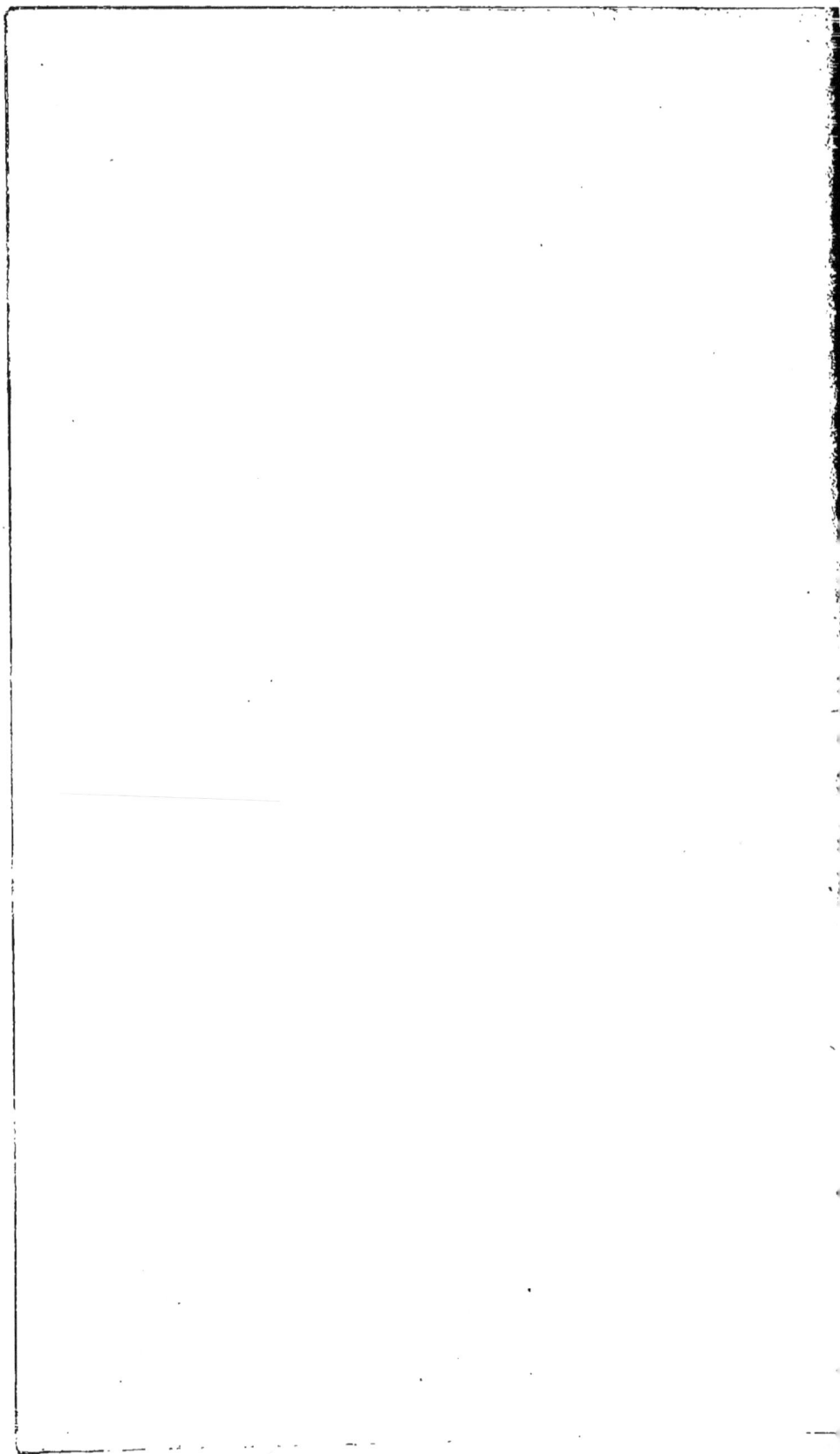

I

Il y a environ soixante-deux ans, dans une petite commune ignorée du département de la Manche, naquit de parents pauvres et humbles de cœur un enfant qui fut appelé François-Julien LETAVERNIER.

Sa première jeunesse fut comme celle de beaucoup d'autres enfants, simple, rustique et naïve, passée au milieu des champs.

Au début de sa vie, François LETAVERNIER montra un cœur plein de charité et d'abnégation, toujours dévoué et d'une obéissance exemplaire.

Son visage d'enfant portait déjà cette empreinte sérieuse, calme et douce que donnent la satisfaction du devoir accompli et le désir ardent de bien faire.

On pouvait le voir aidant son père, son frère et sa sœur dans les rudes travaux des champs, bravant toutes les fatigues et développant ses forces physiques.

Quand ses nombreux labeurs lui laissaient un peu de répit, il se livrait avec ardeur à la lecture de quelques livres pieux, qui préparaient déjà sa jeune âme aux célestes aspirations du sacerdoce.

Dans les sentiers ombragés, caché derrière une haie, vous auriez pu l'entendre répéter la leçon de latin enseignée le matin par le bon curé de son village.

Ce fut donc dans ce beau pays de la Manche qu'il vit le jour et fit sa première entrée dans la vie calme et pourtant si laborieuse et si remplie de touchants traits, qui lui valurent une estime justement méritée dans sa modeste commune.

Il y aurait mille faits à raconter concernant les jeunes années de la vie de ce digne curé.

Nous nous bornerons à le suivre dans la voie du chrétien et du digne ministre de Jésus-Christ.

II

Il fit sa première communion à onze ans, plein de ferveur et de piété : la conscience et l'amour divin mis à l'accomplissement de ce grand acte lui valurent l'estime de ses petits camarades et édifièrent tous les braves gens de sa commune.

Ses parents étaient fiers à juste titre de l'éloge mérité que l'on décernait si volontiers à ce jeune disciple de Jésus-Christ.

Sa foi naïve allait à l'âme et gagnait les cœurs.

Il grandissait dans ces sentiments, se préparant à la grande vocation qui depuis longtemps avait germé et s'était développée dans son jeune cœur, sous les rayons de la foi et sous les yeux de son curé et de ses parents.

On résolut donc, après qu'il eut reçu les premières notions de grammaire latine, de l'envoyer au collége de Tinchebrai, où son ardeur au travail et son amour pour le bien ne tardèrent pas à lui valoir l'amitié de ses dignes supérieurs.

Sept années d'études solides se passèrent pour lui dans cet établissement.

Il partageait son temps entre l'étude et les jeux de son âge.

On ne le vit jamais en colère, et toujours compatissant aux infortunes passagères de ses jeunes camarades, il était prêt sans cesse à rendre service à tous.

Au temps des vacances, il retournait joyeux dans son petit village, au milieu de sa bonne et chrétienne famille ; il consolait les malades et les affligés de la commune, répondant la messe le matin et accompagnant son curé dans ses tournées et la distribution de ses bonnes œuvres ; sainte préparation à la vie du prêtre dévoué pour son prochain.

III

Lorsqu'il eut terminé de bonnes études au petit Séminaire, il entra, il y a environ quarante-deux ans, au grand Séminaire de Coutances, où sa piété ne fit que redoubler.

Il se livra donc avec courage à l'étude sérieuse et approfondie de la théologie.

Il puisa dans saint Augustin cette vaillante force qui fait les vrais soldats du Christ, et dans saint Chrysostôme l'amour du beau, du bien et du vrai. Il trempa fortement son esprit et son cœur dans la saine lecture des Pères de l'Eglise.

La prière et la méditation aux pieds des autels le fortifièrent dans la voie sainte, où il il s'était engagé depuis longtemps.

Monseigneur l'Evêque de Coutances le comptait pour un des esprits les plus justes et les plus droits de son diocèse, et il fut toujours considéré comme un homme de cœur.

Tous ces trésors étaient pourtant cachés sous des dehors simples et timides.

Le jour de son ordination fut pour lui et pour la famille un jour de grande fête.

Il accomplissait le plus grand acte de la vie d'un prêtre. Aussi se consacrait-il tout entier à Dieu, et il entra dans une nouvelle vie, plus sainte encore que la première : ainsi que le pilote qui conduit son navire au port du salut et arrive enfin à la terre promise, lui aussi fut le pilote fervent de la sainte Église, et il fit aborder son âme aux célestes clartés, sous le vent tutélaire de la foi et de la charité.

Engagé pour toujours dans la phalange des soldats de la foi, il fut le porte-étendard des saintes doctrines, et ne cessa de prêcher par l'exemple les divins préceptes, marchant désormais à la conquête des âmes.

IV

Il y a environ trente-huit ans, M. le curé de Saint-Cornier, dans le canton de Tinchebrai, soupçonnant en l'abbé LETAVERNIER une vertu peu commune, le demanda pour vicaire, puisque la surabondance de vocations le laissait sans situation dans son diocèse.

Bientôt il gagna tous les cœurs par sa piété et son exemple dans l'accomplissement du bien. Car il remplissait les devoirs de son ministère avec cette grande âme et ce dévoûment, dont seulement sont capables les prêtres selon le cœur de Dieu.

V

Après quelques années passées à Saint-Cornier, M. LE-TAVERNIER fut nommé curé de Colonard, petite commune du canton de Nocé.

A son arrivée dans ce beau pays, le nouveau pasteur trouvait une église délabrée, perdue au milieu d'un pays boisé, loin du centre de sa population, d'une simplicité par trop rustique, et ne pouvant suffire aux besoins de la commune.

Ce brave curé remplit ses fonctions sacerdotales quelque temps dans cette humble et pauvre maison du bon Dieu, prêchant par sa parole et par son exemple l'humilité du cœur et la charité du Christ.

VI

Non loin de Colonard, sur la grande route de Paris, se trouve le bourg du Buisson, situé à la bifurcation de quatre routes et dépendant de la même commune. M. le curé pensa dès-lors que c'était là qu'il fallait bâtir d'abord une église, un presbytère, une maison d'école avec une mairie, au centre même de la commune.

Ce grand projet germa dans sa tête et son cœur. Je dis sa tête, car M. le curé avait tous les talents d'un architecte expérimenté; il avait du reste fait ses premières armes à Saint-Cornier; et je dis son cœur, car il y sacrifia sa robuste santé et son peu de ressources; en un mot il se sacrifia tout entier à cette œuvre.

Un saint homme qui prête à Dieu son bien et donne sa fortune aux hommes pour leur offrir un asile où prier, celui-là est un digne disciple et un véritable missionnaire de Jésus-Christ.

Je disais donc, quand il eut conçu son plan, il acheta de ses propres et modestes deniers un petit champ sur la hauteur, près des grands pins, et dominant la route, pour y faire construire cette maison du bon Dieu.

Que penseriez-vous d'un homme qui eût rencontré le

Christ lorsqu'il allait prêchant sa doctrine en Galilée et lui eût dit : « Je ne suis qu'un pauvre d'esprit, je n'ai qu'un petit patrimoine, mais vos préceptes sont ceux d'un Dieu, et je crois en vous; je veux bâtir un modeste temple de mes mains et de mon argent, où vous serez glorifié et adoré ». S'il m'était permis de répondre par la bouche du Christ, je dirais : « Cet homme est un juste, et il est digne d'être mon disciple ».

VII

Ce fut donc au Buisson, sur le champ qu'il acheta, qu'il traça lui-même les fondations de l'église, qui s'élève modeste et gracieuse au milieu des habitations voisines et jolies qui se pressent autour d'elle.

Ne se rappelle-t-on pas toujours l'émotion de ce bon curé le jour de la pose de la première pierre. Cérémonie touchante, où il puisa cette force héroïque et surhumaine qui devait le soutenir au milieu de ses fatigues corporelles, de ses infortunes et de son adversité morale.

En effet, n'eût-on pas dit que Dieu voulait l'éprouver pour mieux mettre en lumière le courage de cet homme, quand surgissait contre lui, de tous côtés, des obstacles inouïs : pénurie d'argent, embûches morales et le manque de protection auprès de ceux qui pouvaient beaucoup pour lui et l'édification de son église. — Jésus n'eut-il pas contre lui les Pharisiens. — Mais M. le curé sut trouver dans la prière et les secours de quelques bonnes âmes les forces nécessaires qui déplacent les montagnes et abaissent les collines.

La première pierre de la nouvelle église fut scellée par la main d'une enfant, dont toute la famille fut une des plus empressées, par des dons de toutes sortes, à la construction coûteuse et difficile de ce monument sacré.

Mais peu après, grâce à sa prodigieuse activité et à l'empressement louable et désintéressé des paroissiens, l'église sortit de ses fondations, s'élevant modestement et lentement vers le ciel, car Dieu veillait sur elle et sur son constructeur confiant et zélé.

Il fallait voir ce brave curé au milieu de ses maçons, allant, venant, aidant chacun de ses conseils et de ses mains.

Il nous souvient encore voir, le matin, ce digne prêtre monté sur une charrette, traînée à la mare voisine, et là puisant lui-même l'eau nécessaire pour la confection du ciment de la nouvelle construction.

Il ne connut point la fatigue, il animait chacun par son activité.

Mais hélas ! ses faibles ressources s'épuisèrent, son patrimoine qu'il consacra à la construction de cette église, y passa tout entier; son courage seul était à la hauteur de la tâche qu'il s'était imposée.

L'érection de cette église n'est-elle pas le produit de la charité et du dévoûment ? Personne en effet ne lui vint en aide que ses bons et fidèles paroissiens : et dire que pour 100,000 francs on eût à peine fait de pareilles choses; c'était un travail de géant; non-seulement son patrimoine y passa, mais aussi les gages de sa vieille domestique. Il ne reste plus à payer par la commune qu'une somme d'environ 5 à 6,000 francs, et cette commune est en possession d'une belle église pourvue de bancs, dont le chœur et l'autel sont garnis de flambeaux, ainsi que d'un beau presbytère, d'une mairie et d'une maison d'école toutes neuves.

VIII

Pour suppléer au manque de ressources, il fallut recourir à de pieuses industries.

On fit donc des quêtes, des loteries, pour payer la pierre et les maçons. Dieu aidant, cette petite église s'édifia peu à peu, et un beau jour, après mille sacrifices et mille dévoûments, elle apparut enfin sur la hauteur, gracieuse et imposante.

Cette église se bâtissant peu à peu, n'est-ce pas une prière humble qui monte au ciel ?

Vint le jour de la bénédiction, fête solennelle pour le village, car tous, pleins de joie, admiraient avec satisfaction leur nouveau monument.

Monseigneur l'Evêque de Séez vint aussi dans sa tournée épiscopale et daigna consacrer ce temple pour en rehausser davantage le prestige et la vénération.

IX

La place nous manque pour entrer dans les détails de la vie domestique de M. le curé; nous y puiserions pourtant mille traits touchants.

Si cet homme fut estimé pour ses vertus et sa charité, il fut cependant en butte à bien des vexations; mais il ne sut jamais qu'opposer la douceur à la violence.

Il ne sut que pardonner, et la charité fut en tout sa règle; c'était un cœur d'or dans un corps de fer.

Des gens mal avisés ont voulu lui enlever une portion de son petit champ. A-t-il seulement paru mécontent de cette indignité; nullement ! C'était pour lui trop peu de chose, et on aurait pu même l'expulser de sa propre maison qu'il n'aurait pas articulé la moindre plainte. Au reste sa maison était bien la maison du bon Dieu, car chacun y venait se reconforter comme chez soi. Son humble habitation était moins à lui qu'à tout le monde.

Aujourd'hui cet homme de bien est mort à la suite de bien des fatigues et de plusieurs peines que tous ne surent pas lui épargner; mais aujourd'hui au séjour de la gloire, tout cela fait son triomphe et son bonheur.

Dormez donc homme de Dieu, vous vivez de la vraie vie, vous avez maintenant reçu de Dieu la juste récompense de vos vertus à la suite de saint Vincent-de-Paul et du saint curé d'Ars.

Votre vie sur cette terre s'écoula sur un chemin parsemé d'épines, montant et rocailleux; vous avez gravi la route pénible en vaillant soldat, répandant par le chemin la semence de vos bonnes œuvres et marquant chaque étape de votre existence par une grande et noble action.

X

Merci à vous, homme généreux et dévoué! les monuments dont vous avez doté notre paroisse, rediront long temps votre zèle infatigable.

Mais, nous autres, vos fidèles paroissiens, nous ne voulons point que l'église tombe en ruines, et que la terre qui vous recouvre soit privée d'une tombe digne de vous; car nous voulons savoir encore où aller vous demander conseil dans le silence du tombeau; nous voulons aussi, que nos enfants se signent en passant devant votre modeste croix et disent, un jour : c'est là que repose un prêtre, un saint homme qui prie pour nous dans le sein de Dieu.

Sa tombe est à côté de celle de l'un de ses paroissiens qu'il avait beaucoup aimé et regretté, dans un petit enclos, au chevet de son église; n'est-ce pas une grande satisfaction pour toutes les personnes qui les ont connus l'un et l'autre, que de les savoir unis après leur mort, comme ils l'étaient pendant leur vie par les liens d'une douce et constante amitié?

Puissent ces quelques lignes que nous traçons à la mémoire de cet homme de bien, contribuer à l'érection du monument qui doit faire entretenir au milieu de nous sa mémoire!

XI

Quiconque a connu M. le curé de Colonard, a vu en lui, dès le premier abord, un homme tout entier voué au bien; son regard clair et franc, l'expression de sa figure était empreinte d'une grande douceur, sa parole était simple comme son cœur; il y avait en lui la fermeté tempérée par la douceur.

Il persuadait, il touchait et entraînait au bien par la seule expression de sa sincérité et l'ascendant de sa vertu. Il ne s'imposait jamais, il conseillait, il n'effrayait point les fidèles, mais les rassurait sur la bonté divine.

Il avait coutume de dire : « mes amis je pèche autant que vous, travaillons donc à nous corriger ensemble. »

Il croyait plus volontiers au bien qu'au mal.

Tel est à peu près le portrait de M. Letavernier et je ne peux mieux finir cette notice qu'en citant l'éloquente allocution prononcée le 1er mai dernier à son inhumation par M. Isidore Lhéreytère, curé doyen de Regmalard qui avait su si bien le connaître et l'apprécier.

Allocution prononcée le 1ᵉʳ mai 1876 à l'inhumation de M. l'abbé FRANÇOIS-JULIEN LETAVERNIER, *curé de Colonard, dans le canton de Nocé (Orne), par M.* ISIDORE LHÉRÉTEYRE, *curé doyen de Regmalard.*

———∘∘⚬∘∘———

MES FRÈRES,

Avant de confier à la terre la dépouille mortelle de notre vénéré Confrère et de notre dévoué Pasteur, comment ne pas dire un mot sur la vie de ce saint prêtre si pieux, si humble, si zélé, si bon, si charitable, si dévoué, si rempli des vertus chrétiennes et sacerdotales? C'est bien ici le lieu de dire que, si nous gardions le silence, les pierres prendraient la parole. Aussi mon cher confrère, M. le Curé doyen de Nocé, qui savait que j'avais connu dès son arrivée dans le pays notre cher défunt, m'a imposé l'obligation de rappeler quelques traits d'une si belle vie.

Ce n'est pas notre département qui a eu l'honneur de lui donner le jour, c'est celui de la Manche; il est né et a été élevé dans le bon et beau diocèse de Coutances, dans une famille vraiment chrétienne, où la piété et les sentiments élevés sont héréditaires. Aussi son frère, en apprenant sa mort, disait avec une simplicité édifiante : « Mon frère a « toujours été adonné aux bonnes œuvres, il ne « restera rien après lui, mais il a fait le bien, c'est « assez. Je suis plus consolé que s'il nous avait laissé « dix mille francs de rente. » La divine Providence qui voulait nous faire cadeau de ce bon prêtre, permit que le diocèse de Coutances, si riche en vocations ecclésiastiques, n'eût aucune place vacante quand M. l'abbé Letavernier a été promu au sacerdoce, il y a environ 38 ans. Un bon curé de notre diocèse s'en aperçut, c'était M. le curé de Saint-Cornier, dans le canton de Tinchebray ; il avait su apprécier la valeur cachée du nouveau prêtre. C'est pourquoi, après s'être entendu avec les deux évêques de Coutances et de Séez, il le réclama pour vicaire et n'eut point à s'en repentir

La simplicité du nouveau vicaire, sa piété angélique, son amour du travail, sa vie mortifiée, sa charité lui concilièrent l'estime de la contrée et l'affection de tous les cœurs. Chacun en considérant l'ensemble de sa vie disait : « Voilà un vrai prêtre! » Il inspirait une telle confiance que de tous côtés on s'adressait à lui pour la confession ; il passait souvent des journées entières au confessionnal et cette confiance allait toujours en croissant pendant les 15 années qu'il a été à St-Cornier. On disait qu'à la fin il confessait douze cents personnes. Malgré les occu-

pations du saint ministère, qui sont très-multipliées
dans ce pays-là si profondément religieux, il trouva
moyen de travailler à la construction d'un nouveau
presbytère, à Saint-Cornier. C'est probablement ce
qui a donné à l'autorité épiscopale de notre diocèse
l'idée de le nommer à Colonard, où il y avait tant à
faire quand il y est arrivé; il n'était pas dans son
pays natal à Saint-Cornier, mais il en était très-
près; la pensée de quitter tous les amis qu'il avait
dans la contrée fit impression à son cœur, mais il
se garda bien de faire aucune réflexion. Dieu a béni
son sacrifice et son obéissance : *vir obediens loquetur
victorias.*

Ici, mes frères, il est inutile de faire l'éloge du
cher et vénéré défunt. Les faits parlent d'eux-mêmes
et couvrent ma voix, qui ne peut rendre leur
éloquence.

Oui, mes frères, tout parle ici du cher défunt :
cette église qu'il a élevée au prix de tant de peines,
de sacrifices et de dévouement en tous genres ; ce
presbytère qu'il a bâti de ses mains; ces maisons
d'écoles qu'il a fondées.

Ce que nous admirons le plus dans le vénéré
défunt, c'est qu'il n'a pas été seulement le directeur
et l'ouvrier de toutes ces constructions, mais il a eu
seul, pendant longtemps, la responsabilité d'une
entreprise si compliquée. Sans doute son dévouement a parfois trouvé un écho généreux, mais c'est
le sien qui inspirait les autres. Une âme vulgaire
n'eût jamais eu la pensée, encore moins le courage

d'entreprendre ce qu'il a fait. Je ne veux pas dire, mes frères, qu'il n'y a plus rien à faire à l'église; la merveille est qu'il ait fait tant de choses en si peu de temps et avec de si faibles moyens. On peut dire qu'il a tellement changé la face de cette paroisse, qu'elle est, pour ainsi dire, toute neuve..

Votre dévoué pasteur était donc une grande âme, oui, mes frères, il était grand, d'abord par l'intelligence; il avait le sens pratique, il savait apprécier les hommes et les choses; c'était un homme de bon conseil, il avait un jugement exquis.

Il l'a bien prouvé quand, sans rien dire de son projet, il a acheté deux mille francs le champ où il voulait bâtir; puis, après avoir tracé l'église, le cimetière, le presbytère avec son jardin, les maisons d'école avec leurs dépendances, il trouvait moyen de vendre pour six mille francs de terrain. S'il eût agi dans son intérêt, il eût été simplement adroit, mais c'était uniquement pour la gloire de Dieu et pour le bien de cette paroisse qu'il travaillait. En est-il moins grand?

Il était grand par sa piété; on le trouvait souvent au pied de l'autel en prière et en méditation.

Il était grand par son zèle pour le salut des âmes.

Un jour, on vint le chercher pour un malade qui était en danger. Quoi qu'il fût déjà dans l'impossibilité de marcher, il partit aussitôt en toute hâte, mais il n'avançait guère. Quand le bourg fut passé et qu'il crut n'être pas aperçu, il quitta ses chaussures pour aller plus vite. Un vieillard, qui depuis longtemps négligeait ses devoirs religieux, le vit à travers une haie, le suivit de l'œil et le lendemain était au confessionnal, tant il avait été touché des efforts héroïques du bon pasteur pour porter secours à un malade.

Il était grand par l'accueil cordial qu'il faisait à ses confrères.

Il était grand par sa charité envers les pauvres, il n'avait rien à lui.

En un mot il est grand par ce qui fait la véritable grandeur ; il avait un cœur d'or !...

Quel avantage pour la paroisse de Colonard d'avoir eu un tel pasteur.

Vous tiendrez, mes frères, à élever un tombeau sur ces restes vénérés. Pour honorer sa mémoire, vous tiendrez à restaurer et à achever cette église qui lui a coûté tant de peines et de difficultés et qui lui a avancé sa vieillesse, de sorte que l'on peut dire qu'il est mort martyr de son zèle pour la gloire de Dieu et pour le bien de cette paroisse.

Pour honorer sa mémoire et répondre à sa prière, s'il prenait ici la parole, vous tiendrez surtout à venir en foule le dimanche dans cette église, pour y prier, pour assister à l'office divin, pour entendre la parole de Dieu, recevoir les Sacrements.

C'est en agissant ainsi que vous pourrez espérer vous retrouver tous réunis avec votre bon pasteur dans la céleste patrie.

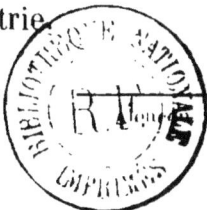

— Imp. E. De Broise.

www.ingramcontent.com/pod-product-compliance
Lightning Source LLC
Chambersburg PA
CBHW061803040426
42447CB00011B/2447